RÉFLEXIONS PRATIQUES

SUR

LE TARTRE, LA CARIE

ET LA PROTHÈSE DENTAIRE,

PAR

A. MARTY,

CHIRURGIEN-DENTISTE DE L'ÉCOLE DE PARIS,

MÉDECIN-DENTISTE DU COLLÉGE ROYAL DE TOURNON

ET DE PLUSIEURS AUTRES ÉTABLISSEMENTS.

LYON,

CHEZ L'AUTEUR, PLACE ET RUE DE LA PRÉFECTURE, 12.

—

1846

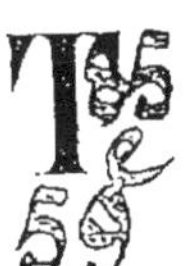

RÉFLEXIONS PRATIQUES

SUR

LE TÁRTRE, LA CARIE

ET LA PROTHÈSE DENTAIRE,

PAR

A. MARTY,

CHIRURGIEN-DENTISTE DE L'ÉCOLE DE PARIS,
MÉDECIN-DENTISTE DU COLLÉGE ROYAL DE TOURNON
ET DE PLUSIEURS AUTRES ÉTABLISSEMENTS.

LYON.

CHEZ L'AUTEUR, PLACE ET RUE DE LA PRÉFECTURE, 12.

1846

Lyon. — Imp. Nigon, rue Chalamont, 5.

Il y a vingt ans bientôt que j'exerce la médecine
spéciale qui s'attache aux maladies des dents.
Dans ce laps de temps, j'ai été à même d'observer,
d'analyser bien des faits, de recueillir, par conséquent, une multitude de documents que l'expérience seule donne au praticien. Car, quoi que
en disent les encyclopédistes, le médecin qui
se livre à l'étude spéciale d'une des branches de

l'art de guérir, doit nécessairement, c'est là un fait que nul ne peut nier, acquérir dans cette partie qu'il a choisie, à laquelle il a consacré ses études et ses veilles, une expérience à toute épreuve, une habileté manuelle, si c'est une branche de la chirurgie, que nul autre ne peut atteindre; car c'est à l'aide d'une pratique longue et journalière que l'adresse s'obtient. Cette envie, bien louable au fond, de vouloir acquérir des connaissances profondes sur toute science, de vouloir embrasser toutes les connaissances médicales, offre un grand danger à mes yeux : c'est celui de donner à l'homme qui s'y laisse entraîner des notions légères et superficielles sur tout, et de ne connaître rien à fond. Il n'est malheureusement donné à aucune intelligence humaine de pouvoir assimiler en elle toutes les branches d'une science; et, au point de vue du bien qui pourrait en résulter pour la société, n'est-il pas permis de croire que les spécialités en médecine, comme en toute autre science, offriraient au malade plus de chances de guérison, plus de garanties de succès? L'avantage qu'offre le spécialiste, c'est d'avoir acquis, par l'habitude, une précision plus grande, une délicatesse plus parfaite pour une opération chirurgicale ; c'est de reconnaître, au premier coup-d'œil, les variétés souvent si diverses d'une même affection.

La partie de l'art de guérir dont je m'occupe, en est, sans contredit, la preuve la plus évidente, celle que personne n'osera réfuter. Depuis long-temps, on le sait, la chirurgie dentaire, délaissée complètement par le plus grand nombre des médecins, est tombée tout-à-fait dans le domaine de gens spéciaux, et, on peut le proclamer hautement, parce que c'est un fait avéré, elle n'est réellement bien faite que par les médecins ou chirurgiens dentistes. Un autre fait non moins palpable, c'est que telle opération de la bouche qui pour nous n'est rien, parce que nous la faisons tous les jours, présenterait de grandes difficultés pour un chirurgien d'hôpital, habitué cependant à faire beaucoup d'autres opérations plus graves, plus dangereuses et plus difficiles.

Pénétré de cette idée, que l'homme spécial peut faire beaucoup pour la société, et que, par conséquent, il doit compte à cette même société du fruit de ses observations et de ses recherches, je me suis décidé à publier cet Opuscule, qui n'a d'autre but que de répéter par écrit à ceux qui ont bien voulu m'honorer de leur confiance, les conseils salutaires que je leur ai si souvent donnés de vive voix dans mon cabinet. Ce travail aura au moins un mérite, celui d'être dicté par une pensée d'humanité; il n'a du reste qu'une prétention, celle d'être l'expression de la vérité et d'une longue expérience.

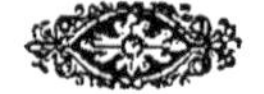

RÉFLEXIONS PRATIQUES

SUR

LE TARTRE, LA CARIE

ET LA PROTHÈSE DENTAIRE.

Une observation qui nous a souvent frappé et péniblement étonné depuis que nous pratiquons l'art du dentiste, c'est le peu de soin que la plupart des gens du monde en général ont de leur bouche, le peu d'attention qu'ils portent à leurs dents. Eux pourtant, plus que personne, comprennent l'importance et l'utilité d'avoir de bonnes dents, et doivent naturellement tenir à les avoir belles. Il faut donc qu'il y ait, malgré cela, chez la plupart des personnes, une paresse, une négligence bien impardonnables en cette occasion; car, par incurie, on ne nuit pas seulement ici à la beauté du corps, mais, ce qui est beaucoup plus grave et plus sérieux, on laisse altérer et détruire peu à peu un appareil important. Chez les femmes, il faut bien le dire, cet oubli de soin est plus impardonnable encore : appelées par leur sexe à régner sur nous par tous les charmes que leur a donnés la nature, la beauté est pour elles, je ne veux pas dire une nécessité, mais au moins, nul ne le contestera, une puissance de plus. En laissant altérer leurs dents , elles perdent leurs charmes les plus puissants , les agréments de la bouche , du sourire, de la voix. Est-il rien de plus joli en effet, quand le sourire embellit leurs traits, que d'apercevoir une dentition blanche et régulière? Mais, par opposition, est-il rien de plus repoussant, et de plus triste en même temps, qu'une belle figure dont la bouche, en s'entr'ouvrant, laisse apercevoir des dents noires, sales, difformes, mal placées, altérées par le tartre, à moitié rongées ou détruites par la carie, et qui répandent au loin une odeur infecte et fétide, signe pathognomonique d'une décomposition morbide, d'une altération organique?

On le voit donc, de toutes les parties du corps, la bouche et les dents sont incontestablement celles qui doivent passer en première ligne pour le soin et l'entretien, et cela , au double point de vue de l'utilité et de l'agrément.

Le système dentaire forme un appareil important dans l'organisme humain. Chargé par la nature d'exécuter le premier acte d'une des fonctions les plus importantes de la vie , la digestion , il peut, suivant que son but est plus ou moins bien atteint, servir ou nuire, avoir des conséquences bonnes ou mauvaises sur les actes qui sont appelés à lui succéder. Un exemple rendra notre pensée plus claire, et la fera mieux comprendre. Si les dents sont bonnes, fortes, bien développées et bien placées, l'acte de la mastication, qu'elles sont chargées de remplir, sera facile, agréable, prompt; il en résultera que le bol alimentaire, une fois bien broyé, bien imprégné de salive, arrivera dans l'estomac, dans les conditions physiologiques les plus favorables pour que la digestion de l'aliment puisse être effectuée par cet organe sans fatigue et sans effort. L'appareil dentaire, au contraire, est-il altéré, les dents sont-elles creusées par la carie, les surfaces nerveuses à nu, les gencives gonflées? la mastication sera, par cela même, gênée, difficile, douloureuse même; l'acte sera mal rempli par des organes souffrants; dès lors le bol alimentaire arrivera dans l'estomac mal préparé, mal broyé, imprégné à moitié de sucs salivaires, et le travail de ce dernier organe en deviendra par cela même plus long, plus difficile; et peu à peu la fonction entière pourra finir par s'altérer. Rien de plus commun que de voir la perversion d'un seul acte fonctionnel, amener à sa suite la perversion de la fonction elle-même. Car c'est une des grandes lois de l'économie humaine, où tout se tient, tout se lie, tout s'enchaîne, tout a sa raison d'être, son but, son utilité, que la maladie, l'altération d'un organe, indifférente en apparence au premier abord, amène peu à peu l'altération des organes qui sont au-dessus de lui par les fonctions qu'ils sont appelés à remplir. Il n'est pas, dans le corps humain, de petite fonction. Chaque fibre a son but, chaque chose se rattache à l'ensemble, au tout; il n'y a pas de si petit acte de la vie, a dit un physiologiste célèbre, Barthez, qui ne puisse par sa perversion réagir sur tout l'ensemble, et en détruire l'ordre, le cours et l'harmonie.

On le voit donc par ce simple aperçu physiologique, ce n'est pas seulement une simple raison de beauté et de coquetterie qui doit nous engager à avoir soin de nos dents, à surveiller attentivement les maladies auxquelles elles peuvent être sujettes. Non, il y a quelque chose de bien plus important au fond qu'une question de beauté, c'est que les altérations de l'appareil dentaire peuvent amener des maladies longues, très douloureuses, qui finissent peu à peu par nuire à la digestion, et jeter le trouble au milieu d'une des fonctions les plus importantes de l'économie.

Si nous passons maintenant des conséquences générales aux conséquences locales, c'est-à-dire si nous examinons l'influence pernicieuse du défaut de soin sur les dents elles-mêmes, nous trouverons, en première ligne, la formation du tartre, le développement de la carie, et toutes les conséquences qui peuvent en résulter. Disons donc de suite deux mots sur ces deux productions et sur les altérations qu'elles amènent à leur suite. Commençons par la formation du tartre.

DU TARTRE.

Les limites et le but de ce travail ne nous permettant pas d'entrer dans des discussions scientifiques trop élevées, qui n'offriraient aux personnes à qui nous l'adressons qu'un bien mince intérêt, nous croyons devoir passer sous silence les différentes opinions émises et soutenues, au sujet de la production du tartre,

par les auteurs qui se sont occupés de la matière. Ainsi, nous n'a-
vons nullement l'intention de discuter ici la question de savoir
si cette espèce de concrétion qui se dépose sur les dents, est due
à un détritus de substances alimentaires laissé sur ces organes
à la suite de la mastication des aliments , chez les personnes qui
n'ont pas le soin de les tenir propres par le nettoyage quotidien,
opinion généralement adoptée; ou si , comme le prétendent, à
tort ou à raison, Serres, Magellan, Denys, Charles Marmont et
autres, elle est le résultat, ou d'une sécrétion normale ou naturelle de la membrane gengivaire , ayant son appareil spécial
des glandes sécrétoires, appelées par M. Serres, glandes dentaires;
ou d'une sécrétion particulière de sels calcaires, ayant son point
de départ ou d'origine à la surface dorsale de la langue, comme
le suppose le médecin de Commercy; ou bien encore si elle est
le résultat d'un dépôt, d'une accumulation de sucs salivaires; ou
bien, enfin, si elle naît de toutes pièces, par la génération spon-
tanée d'animalcules microscopiques, qui vivent en parasites sur
cette partie de notre chétive organisation, opinion qui, soit dit en
passant, nous paraît fort avancée, et que nous nous garderions
bien de soutenir.

Laissant donc de côté toutes ces opinions , plus ou moins ha-
sardées, plus ou moins hypothétiques, et dont nous rejetons toute
la responsabilité sur leurs auteurs, parce qu'elles nous paraissent
offrir peu d'intérêt au point de vue de l'hygiène dentaire, nous
dirons seulement en peu de mots :

Le tartre, quel que soit son mode de production, quelle que soit la cause qui préside à sa formation, se présente à l'observateur sous forme d'une matière molle, pulpeuse, de couleur variable, depuis le blanc jusqu'au jaune foncé, du brun jusqu'au noir, et dont la consistance varie, comme le dit fort bien Oudet, depuis celle d'une sorte de pulpe concrète jusqu'à la dureté d'une pierre calcaire.

Cette espèce d'enduit commence de prime abord au collet des dents; puis, si on ne l'entrave pas dans sa marche, c'est-à-dire si on ne l'enlève pas par les moyens appropriés, au bout d'un certain temps, il s'étend peu à peu, et sur la couronne, et sur la racine, en même temps qu'il augmente d'épaisseur, se durcit, et forme une espèce de couche calcaire, qui grossit tous les jours par superposition de nouveaux matériaux.

Analysée par Berzélius, cette concrétion qui se dépose sur l'appareil dentaire a donné 79,0 de phosphate terreux, 12,5 de mucus, 1,0 de matière salivaire, et 7,5 d'une matière animale soluble dans l'acide hydrochlorique. Vauquelin et Laugier y ont trouvé de plus un peu de phosphate ammoniaco-magnésien.

On a vu quelquefois cette concrétion être si forte, si dure, si épaisse, qu'elle formait une masse volumineuse, informe, sous laquelle il était impossible de reconnaître la dent. On pourrait, dit Duval, comparer ces dents inscrustées de tartre, à celles qu'on trouve dans les fouilles de sépultures antiques, ou à ces dents fossiles des animaux que l'on découvre dans les pierres de substance calcaire.

Le tartre, par sa présence sur les dents, amène peu à peu l'altération de leur émail, son érosion, et bientôt la carie. Son action
corrodante et destructive s'étend peu à peu, avec lenteur, mais
d'une manière incessante et continue. Il détruit et ronge sour-
dement, mais sûrement. Les gencives qui se trouvent en contact
avec lui n'échappent pas à son action désorganisatrice. Elles
prennent une teinte rouge, violacée, livide, symptôme
trop évident d'une phlegmasie chronique de mauvaise nature. Souvent la muqueuse gengivale se recouvre d'aphtes et
parfois de petites ulcérations, qui peuvent s'étendre de proche
en proche sur toutes les parties adjacentes. Il est vrai de dire
pourtant que, le plus souvent, la présence du tartre n'amène
pas de désordres aussi graves que les derniers que nous venons
de signaler. Mais, dans tous les cas, la teinte sale et brune qu'il
donne aux dents, l'altération de l'émail et l'odeur fétide dont
il est la cause, chez certains individus, sont des raisons plus
que suffisantes pour qu'on s'oppose, autant que possible, à sa
formation et à son développement.

Dans la grande majorité des cas il suffit, pour prévenir ou
pour enlever les légères couches de tartre, d'observer de simples
précautions hygiéniques qui rentrent dans les soins les plus ordinaires de la propreté. Ainsi, il est incontestable que, si on
avait le soin, tous les matins, de se laver la bouche avec attention, et de brosser légèrement les dents avec une brosse douce,
on éviterait par cette simple précaution la formation de ces con-

crétions épaisses, qui peuvent amener à leur suite de si fâcheux résultats.

Malheureusement il n'en est plus de même, et la brosse devient insuffisante, lorsque, par incurie ou par malpropreté, on a laissé le tartre s'accumuler et se durcir sur les dents. Du moment qu'il est passé à l'état d'une croûte dure, solide, de consistance plâtreuse, toute friction avec une brosse, fût-elle dure, ne peut l'entamer, et il devient urgent alors, pour en débarrasser l'appareil dentaire, de recourir à une petite opération.

Quoique cette opération ne présente par elle-même aucun danger sérieux, il importe cependant, à cause des précautions qu'elle demande, qu'elle soit faite par une main habile et exercée. Il faut avoir soin, en râclant les dents recouvertes de tartre, de ne pas rayer et altérer leur émail, de ne pas amener le déchaussement des gencives, d'éviter tout effort qui pourrait fatiguer les dents, surtout lorsque celles-ci présentent déjà de la mobilité. On le comprend dès lors, ce manuel opératoire ne peut être exécuté avec sûreté et précision que par un homme de l'art.

Il y a une autre raison pour le moins aussi importante, et qui fait qu'on doit toujours recourir au dentiste pour cette petite opération; la voici : Les dents d'un grand nombre de personnes présentent, à l'état normal, une teinte jaunâtre plus ou moins foncée, qu'il est facile, à des gens inexpérimentés, de confondre avec une couche mince de tartre. Tout le monde a pu l'observer, rien de plus variable, rien de plus divers, rien de moins uniforme, que la teinte qui colore les dents de l'espèce humaine. On comprend dès lors tout le danger auquel on s'exposerait si, croyant à la présence d'un tartre qui n'existe pas, on allait râcler avec force les premières couches de l'émail dentaire, pour enlever cette teinte jaunâtre trompeuse, qui tient à la coloration naturelle des parties.

Enfin, il arrive souvent aussi, tous les médecins l'observent journellement, qu'une affection pathologique interne réagit sur l'appareil dentaire, et amène, soit un changement dans la couleur de l'émail, soit la production de certains enduits, différents suivant les maladies. Beaucoup d'affections de l'appareil digestif en particulier produisent ces effets. Il faut donc encore, en cette occasion, se garder de confondre ces productions morbides avec le tartre ordinaire, et ne pas les attaquer avec l'instrument, car elles se dissipent d'elles-mêmes à mesure que la maladie qui leur a donné naissance arrive à guérison.

Ajoutons, en terminant, qu'il est des cas où les couches de tartre sont tellement dures, tellement épaisses, tellement incrustées, qu'elles détruisent peu à peu l'alvéole et la gencive, et amènent bientôt la mobilité et la chute de la dent qui en est recouverte. Ces cas heureusement sont rares.

Arrivons maintenant à quelques réflexions sur la carie dentaire.

CARIE DENTAIRE.

De toutes les lésions qui attaquent l'appareil de la dentition, la plus commune et la plus fréquente est la carie.

On a beaucoup discuté sur la définition de cette lésion organique : pour nous la plus exacte , est la définition de Regnart.

La carie est une destruction de la dent par décomposition chimique.

Les causes qui peuvent amener cette altération sont nombreuses et variées. Nous nous bornerons à les énumérer ici, car il n'entre pas dans le plan de cet Ouvrage de les discuter ; une discussion de cette nature nous entraînerait trop loin.

Nous dirons seulement que nous les divisons en trois ordres : 1° causes directes ou externes ; 2° causes indirectes ou internes ; 3° causes inhérentes à la partie attaquée.

Sous le premier chef, causes directes ou externes, nous rangeons toutes les causes qui ont une action immédiate et pour ainsi dire matérielle sur les dents ; ainsi, la transition brusque et si souvent renouvelée d'une température chaude , presque brûlante , à une température au-dessous de zéro ; le séjour prolongé des substances alimentaires décomposées , ou des humeurs buccales, sur les dents ; la présence d'un tartre

plus ou moins épais sur l'ivoire, l'action des acides, la pré-
dominance d'un de ces agents chimiques dans les humeurs de
la bouche, la pression des dents les unes contre les autres,
enfin, toutes les violences extérieures, telles que coups, per-
cussions amenant l'érosion ou la fracture.

Sous le second chef, nous classons toutes les causes qui n'ont
qu'une action médiate ou éloignée sur les dents, et dont la
carie n'est, pour ainsi dire, qu'une conséquence. Ici nous trouvons toute la série des affections internes, soit du tube digestif,
soit du thorax, les inflammations aiguës ou chroniques, et toute
la longue liste des affections morbides qui peuvent entraîner
une altération des fonctions de la digestion : les scrofules, la
syphilis, les rhumatismes, le scorbut, les dartres.

Enfin, le troisième ordre de causes, qui est inhérent aux
dents elles-mêmes, est le résultat du dérangement survenu pendant la production de l'ivoire, soit que ce dérangement tienne
à une disposition primitive ou originelle, ce qui est possible, soit
qu'il dépende d'influences locales ou éloignées.

La différence remarquable qui existe entre les caries pro-
duites par les deux premiers ordres de causes et le dernier,
se trouve dans leur mode différent de production. Ainsi, dans
les deux premiers cas, la lésion organique marche de l'extérieur à l'intérieur de l'organe attaqué; dans le troisième, au
contraire, le développement se fait de l'intérieur à l'extérieur.
Les caries dentaires qui tirent leur origine d'un vice primitif

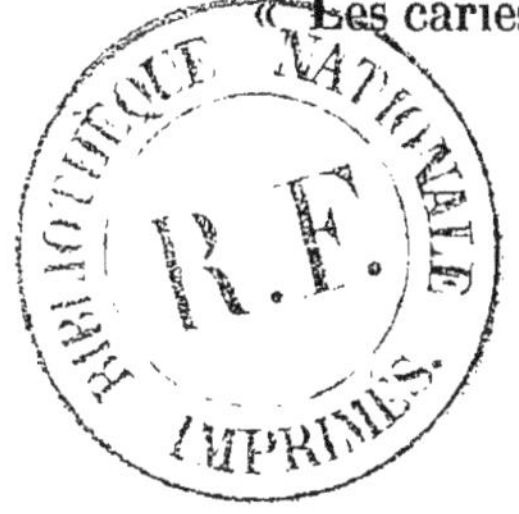

2

» dans la confection de l'ivoire, dit Oudet, se développent
» spontanément de l'intérieur à l'extérieur. C'est à ce genre d'al-
» tération qu'il faut rapporter les caries constitutionnelles qu'on
» rencontre si fréquemment chez tous les membres d'une même
» famille, et celles que l'on voit en plus petit nombre se
» transmettre héréditairement des parents aux enfants. »

Dans tous les cas, quelles ques soient les causes diverses qui
concourent à sa production, la carie s'offre à l'observation
sous l'aspect primitif d'une tache brune ou jaunâtre qui se
manifeste sur la dent, et qui, peu à peu, augmente, s'étend
et creuse, en détruisant une à une les couches superficielles de
l'ivoire. La cavité qu'elle forme arrive graduellement à s'em-
parer de toute la dent, en réduisant l'émail à ses couches les
plus superficielles. La dent, ainsi envahie par cette destruction, se ramollit, perd de sa force, et la moindre cause peut
en amener la fracture partielle ou complète.

Malheureusement, on doit le dire, tant que la carie n'est pas
arrivée à un certain point, elle ne fait apercevoir de sa présence par aucun symptôme douloureux, et c'est là ce qui laisse
les malades dans une sécurité trompeuse. Les douleurs ne se
déclarent que lorsqu'il est souvent trop tard pour porter
remède au mal. Ce n'est que lorsque, par la destruction
progressive des couches dentaires, la pulpe se trouve privée
de son abri solide, qu'elle devient sensible aux transitions
de température et au choc des corps durs, que les dou-

leurs se déclarent brusquement, ou par accès, sous la moindre influence. On le voit, par ce simple aperçu, on ne saurait porter trop d'attention aux caries commençantes, car c'est alors seulement qu'on est en droit d'espérer leur arrêt de dévelop-. pement.

Trois moyens ont été conseillés, et sont employés de nos jours, pour remédier à la carie ; ce sont le limage, le plombage et la cautérisation. Nous avons à spécifier ici quels sont les cas où ces moyens doivent être mis en usage ; car il est évident, pour tout esprit sérieux, qu'un seul de ces trois procédés ne saurait faire face à toute la variété des cas qui se présentent dans la pratique. On ne croit plus aujourd'hui à l'efficacité des remèdes qui ont la prétention de guérir en toute circonstance, et quel que soit le degré et le genre d'altération à laquelle ils s'adressent. Le talent du praticien consiste à reconnaître le cas où tel moyen doit être préféré à tel autre. Il n'y a que les ignorants, les imbéciles ou les charlatans qui croient ou aient l'air de croire à une panacée universelle. Laissons à ceux-ci leur erreur sotte ou grossière ; condamnons la coupable et trop commune effronterie des autres, et efforçons-nous de signaler, au point de vue pratique, l'emploi distinct que le praticien éclairé et consciencieux doit faire de ces trois modes de traitement.

Le limage a pour but de retrancher, à l'aide de la lime, la portion de la dent qui est altérée par la carie. Cette petite opération, assez facile et peu douloureuse, est loin d'être applicable à tous les cas. On comprend, en effet, que, si la carie est profonde, et qu'elle soit placée dans un point central, il est impossible, malgré toute l'adresse imaginable, de pouvoir enlever cette portion cariée sans altérer et détruire les parties environnantes. Le limage ne saurait donc convenir que dans les cas où la carie est superficielle, c'est-à-dire lorsqu'elle n'a encore envahi que les premières couches de l'émail, ou bien encore dans les cas où, quoique assez profonde, elle est placée latéralement sur la dent, ce qui permet à l'opérateur de pouvoir l'enlever complètement sans altérer les portions saines qui l'environnent. C'est donc au dentiste expérimenté à reconnaître au premier abord si cette méthode opératoire peut s'adapter au cas qui s'offre à son observation.

Le plombage consiste, comme on le sait, à remplir la cavité cariée avec une substance dure, solide, de manière à empêcher le contact de l'air et des substances alimentaires sur les parties malades, et d'arrêter ainsi la marche de la carie. On se sert, à cet effet, d'une foule de préparations particulières, au milieu desquelles l'or et le plomb en feuilles jouissent d'une grande réputation. Le plombage, nous devons le dire de suite, est une de nos plus précieuses ressources, un de nos moyens les plus héroïques. Mais il est bon de faire observer qu'il ne peut être employé que lorsque la carie présente déjà une anfractuosité assez profonde pour retenir la préparation dont on la remplit.

Lorsque la carie est peu profonde, nous employons, pour la remplir, l'or en feuilles; lorsqu'elle a plus d'étendue, nous avons recours, de préférence au plomb qui offre des inconvénients, à un mastic particulier, qui nous a bien réussi jusqu'à ce jour. Ce ciment minéral, que l'on peut réduire à la consistance de la cire, présente l'avantage d'oblitérer complètement et facilement la dent malade, sans faire éprouver aucune souffrance dans son application. Semblable au ciment hydraulique, il durcit et se pétrifie pour ainsi dire en quelques heures, ce qui permet de se servir de la dent plombée pour la mastication des aliments avec autant d'avantage que si elle n'était pas cariée.

Quand la carie est arrivée à une grande profondeur, le dentiste doit s'assurer, avant d'employer le plombage, si la pulpe dentaire est sensible au contact des corps solides, ou si le nerf dentaire est dénudé; car, dans ces cas, le mastic ne serait pas supporté, à cause des douleurs qu'il provoquerait, et on se verrait forcé de l'enlever, opération douloureuse et souvent fort difficile. Néanmoins, dans ce cas, le masticage pourrait encore être employé avec avantage, en ayant le soin de cautériser préalablement les surfaces malades pour en détruire la sensibilité.

On le voit donc, l'opération du plombage est délicate, et demande beaucoup d'attention de la part du dentiste. Comment croire dès lors qu'elle puisse être employée avec discernement par des gens qui n'ont aucune notion de la lésion contre laquelle ils la dirigent, de la texture organique des dents, et qui ne voient dans une carie dentaire, pour me servir d'une expression triviale, mais juste, qu'un trou qu'il faut boucher.

Quant à la cautérisation, qui a pour but de détruire, par le feu ou par tout autre caustique, la portion malade, elle n'est applicable seule, que lorsque le point carié est très superficiel, peu étendu, et encore ne réussit-elle pas toujours. Combinée avec le plombage dans les circonstances indiquées plus haut, elle est d'un grand secours dans la pratique.

Maintenant ajoutons que ces opérations, qui réussissent le plus souvent, lorsqu'elles sont exécutées avec soin et à temps chez des individus doués d'ailleurs d'une bonne constitution, et chez lesquels les dents n'ont souffert que d'une influence passagère et limitée, n'ont aucun résultat chez les individus dont la constitution est profondément altérée par une diathèse morbide, et chez qui la carie dentaire n'est qu'un effet de cette affection générale. Disons aussi, en terminant, qu'il est des cas où l'extraction seule de la dent peut mettre fin à sa désorganisation, et qu'il faut souvent en venir à cette dernière ressource plus promptement qu'on ne voudrait, pour préserver les dents voisines de la contagion.

Enfin signalons, seulement pour mémoire, un quatrième moyen indiqué par Ambroise Paré, remis en faveur, en ces derniers temps, par quelques auteurs modernes : l'incision des dents; moyen qui, à cause des inconvénients qu'il offre, ne tardera pas à retomber dans l'oubli, dont on a cherché à le retirer pour un instant. Il est praticable pourtant dans certaines caries des incisives, canines et bicuspides.

Terminons par quelques considérations sur la prothèse dentaire, qui a pour but, comme on le sait, de remplacer l'organe qui a été enlevé, par une pièce artificielle.

PROTHÈSE DENTAIRE.

Celui qui ne sait qu'ôter les dents, c'est-à-dire détruire, n'est pas chirurgien-dentiste. Celui qui sait et préfère les conserver, celui qui en sait faire, et qui, plus est, sait les mettre, c'est-à-dire sait corriger, remplacer, imiter la nature, enfin créer, tirer, pour ainsi dire, la vie de la mort, celui-là seul est dentiste, et un homme habile (1). On le voit par ce résumé d'un praticien célèbre, la partie de l'art du dentiste qui a trait au remplacement des dents par une pièce artificielle, imitant la partie perdue, est une des plus importantes de cet art. Mais, pour arriver à remplir toutes les conditions qu'exige cette nouvelle tâche, il est important que le dentiste joigne, à des connaissances exactes de l'anatomie buccale, l'habileté et l'adresse du mécanicien. C'est faute de pouvoir remplir cette seconde condition, qu'on trouve souvent beaucoup de dentistes,

---

(1) Lemaire.

même parmi ceux en réputation, qui confient la confection de leurs pièces artificielles à des ouvriers sur métaux. Eh bien! c'est-là, il faut le dire, un malheur; car, malgré toute l'adresse et la bonne volonté, l'ouvrier, qui n'a aucune notion de la disposition de la bouche et des parties sur lesquelles doit être appliquée sa pièce artificielle, et qui ne peut, tout au plus, que suivre plus ou moins fidèlement un plan tracé, un moule qui lui a été fourni, cet ouvrier ne peut jamais arriver à cette perfection de détails où peut atteindre le chirurgien qui comprend le but, les avantages et les inconvénients de l'ouvrage qu'il entreprend. La preuve de ce que j'avance, c'est que souvent, dans ma pratique, je suis forcé d'enlever de ces pièces, aussi mal faites que mal posées, qui fatiguent et blessent ceux qui sont réduits à les porter. J'en conserve plusieurs par-devers moi, qui sont là pour attester, au besoin, l'ignorance et la maladresse de ceux qui les ont établies. Il serait donc à désirer que tous les dentistes comprissent enfin que c'est là un genre de travail qui ne peut être bien fait que par eux, et qu'ils renonçassent, dans l'intérêt des personnes qui se confient à leurs soins, aussi bien que pour leur propre réputation, à livrer à des mains ignorantes, et conséquemment inhabiles, la confection de toute espèce de pièces artificielles. Il serait à désirer aussi que certains horlogers et orfèvres se renfermassent dans les limites de leurs travaux ordinaires, sans empiéter sur notre art, surtout quand ils le mettent si mal en pratique.

Mais, dans notre siècle de concurrence désordonnée, chacun veut empiéter sur la profession de son voisin ; aussi n'arrivera-t-on jamais à éteindre le charlatanisme et la rivalité, tant qu'une loi ne limitera pas d'une manière nette et précise les attributions de chacun.

Une chose qui a lieu de nous étonner, c'est qu'il y ait encore aujourd'hui des personnes qui répugnent à se faire mettre des dents artificielles. Il faut réellement que chez certains individus les prejugés soient tellement enracinés, que rien ne peut les détruire, ni la sanction du temps, ni les exemples journaliers. En effet, on concevrait jusqu'à un certain point cette répugnance, en présence d'une invention nouvelle, qui n'aurait pas pour elle l'appui d'une longue expérience. Mais nous avons affaire ici à un moyen qui remonte à la plus haute antiquité. C'est un fait avéré, l'art de remplacer les dents a été connu de toutes les grandes sociétés civilisées qui ont existé dans le monde ancien. En Egypte, à Rome, on mettait très souvent en usage la prothèse dentaire. Cela est si vrai, qu'il y avait même une loi romaine qui prescrivait d'enlever les fils d'or qui liaient ensemble et fixaient les dents artificielles des morts.

Mais, on doit le dire, les procédés des anciens étaient loin de présenter les mêmes garanties de beauté, de solidité et de perfection que les nôtres. Leur art, sous ce rapport, était encore dans l'enfance. Ainsi, pour n'en citer qu'une preuve, nous dirons qu'ils ne connaissaient pas de moyen pour placer une pièce artificielle, lorsque la racine de la dent était arrachée, chose qui ne présente, pour nous, aucune difficulté aujourd'hui.

C'est donc à notre siècle qu'il devait appartenir, après des essais progressifs, d'arriver à ce degré de perfectionnement qui ne laisse rien à désirer. Ainsi, de nos jours seulement, on a remplacé les anciennes dents faites avec l'or, l'argent, l'ivoire, ou l'hippopotame ; par une composition nouvelle, aussi ingénieuse qu'utile, qui peut, avec la plus grande facilité, prendre toutes les nuances, recevoir toutes les formes, et qui, par sa teinte, se confond tellement avec les dents naturelles, qu'il est impossible à l'œil le plus exercé de pouvoir reconnaître les unes des autres.

Sous le rapport du placement ou de la manière d'établir ces pièces artificielles, on est parvenu à les fixer avec autant d'harmonie que de solidité, en combinant ensemble les pivots courts, les traverses, les soutiens ou bases métalliques. Disons aussi, à propos de ces supports en métal, qu'on a heureusement remplacé, dans ces derniers temps, l'argent par le platine, métal plus solide, plus facile à travailler, moins oxidable, et qui n'est pas susceptible d'être altéré par les nombreux agents chimiques avec lesquels il est constamment en contact dans la cavité buccale. Néanmoins, il faut encore, toutes les fois qu'on le peut, employer l'or, de préférence à tous les autres métaux, car c'est lui qui offre toutes les garanties réunies.

On a longtemps eu recours, pour implanter les dents artifi—

cielles, à de longs pivots qu'on fixait dans les racines encore solides, à l'aide de languettes de bois qui ne tardaient pas à s'altérer et à nécessiter une nouvelle pose. Ce procédé était très défectueux; aussi y a-t-on complètement renoncé aujourd'hui. Lorsqu'on est obligé d'employer un pivot, il doit être court, et il faut avoir soin de remplir préalablement avec du ciment lithoïque le canal dentaire, comme nous le faisons.

Mais, le plus souvent, l'application des pièces artificielles doit se faire par emboîtement, ou par appuis latéraux. Ce n'est que dans les cas où il reste quelques racines qu'on peut y joindre l'emploi de quelques pivots courts. Pour qu'une pièce artificielle, par emboîtement, soit bien établie, il faut qu'elle s'adapte, avec la plus scrupuleuse exactitude, avec le rebord gengivo-alvéolaire sur lequel elle doit être placée. Pour arriver à ce résultat, quand il s'agit de plusieurs dents à remplacer, ou d'un demi-ratelier, il est de toute nécessité de pratiquer le moulage de la surface gengivaire, qui doit servir de base et de point d'appui à la pièce artificielle. Cette petite opération doit être faite avec la plus grande précaution, et demande une grande habitude pour bien réussir.

Nous nous servons, à cet effet, d'un composé emplastique que nous avons perfectionné, et qui se manie avec la plus grande facilité. Sa grande malléabilité permet qu'il prenne la forme des plus petites élévations, des moindres anfractuosités, et on peut, dans une opération subséquente, donner exactement, par ce moyen, la même exactitude de forme au moule métallique qu'il sert à faire. On obtient ainsi une représentation scrupuleusement exacte de toute la surface gengivo-alvéolaire à laquelle doit correspondre la pièce artificielle ; il ne s'agit plus alors que de conserver la même exactitude à la pièce ; ce qui est assez facile, puisqu'on la fait sur le moule. Il résulte de cette correspondance exacte et parfaite, que le point d'appui, se trouvant réparti également sur toute la surface gengivaire, la pression produite est beaucoup moindre, et la mastication des aliments n'est nullement fatigante. Nous avons, à l'aide de ce procédé, placé un grand nombre de rateliers supérieurs ou inférieurs, complets ou partiels, et les aliments les plus compacts étaient, dès la première fois, triturés avec la plus grande facilité et sans faire éprouver la moindre sensation pénible. L'attention que nous apportons à la confection et au perfectionnement de ces rateliers, la minutieuse exactitude avec laquelle nous observons ce rapport parfait entre la base de la pièce artificielle ou du ratelier, est telle, que jusqu'à présent nous ne nous sommes jamais trouvé dans la nécessité de retoucher à ces ajustages. Nous sommes convaincu que nous devons ce succès constant et suivi à l'emploi du composé emplastique, dont nous nous servons pour le moulage

Avons-nous besoin maintenant de réfuter ces vieilles erreurs pardonnables il y a deux cents ans, et que certaines personnes, ignorantes du progrès de l'art, répètent encore quelquefois :

que les dents artificielles tombent souvent; nous venons d'établir leur solidité : qu'elles assujétissent celui qui les porte à être continuellement entre les mains de son dentiste; nous venons de dire qu'une fois placées, nous n'avons plus besoin d'y toucher : qu'elles changent vite de couleur; avec les dents modernes inaltérables, c'est chose impossible : qu'on peut les avaler sans s'en douter; cet argument est si grossier, qu'il n'est pas besoin d'y répondre : qu'elles occasionnent la chute de celles auxquelles on les assujétit; avec les procédés anciens, c'était possible quelquefois; avec le procédé des appuis latéraux, les dents voisines ne peuvent en aucune circonstance être attaquées : qu'elles donnent de la mauvaise odeur à la bouche; oui, quand on est assez négligent pour ne pas avoir recours aux soins les plus ordinaires de la propreté : et tant d'autres arguments erronés qui sont aussi forts que ceux-là. Non. Que les personnes qui sont dans la nécessité de se faire poser des pièces artificielles se rassurent; on est arrivé aujourd'hui à donner toute la solidité et toutes les conditions de propreté désirables. La seule sujétion, leur dirons-nous avec Lemaire, lorsqu'une pièce est bien faite et bien attachée, c'est d'en avoir soin comme de ses propres dents, et de voir son dentiste une ou deux fois par an.

HYGIÈNE DENTAIRE.

Les dents sont les principaux organes de la mastication ; elles remplissent, au point de vue physiologique, nous l'avons dit plus haut, des fonctions du plus haut intérêt. Elles préparent, par le broiement des substances nutritives, la déglutition facile des aliments solides, en leur faisant subir, dans la cavité buccale, une trituration, une division préparatoire indispensable. Elles servent donc, d'une manière directe, à la grande fonction de la digestion, en augmentant la digestibilité du bol alimentaire, par le travail auquel elles le soumettent avant son ingestion dans l'estomac. Dès lors, il est pour l'homme d'un intérêt majeur de veiller à la conservation de ses dents. En effet, loin de considérer l'appareil dentaire comme un appareil d'une importance secondaire, il doit le regarder comme un de ceux les plus utiles, les plus importants, les plus indispensables de son organisation. Il doit réfléchir aussi que c'est, de tous les appareils de l'économie, celui qui lui procure les jouissances les plus variées, les plus durables, puisqu'il persiste alors que tous les autres sont perdus pour lui. Comment comprendre alors que la plupart des personnes négligent les précautions les plus simples pour cette conservation ?

Nous avons donc cru utile de terminer notre travail par quelques considérations générales sur l'hygiène dentaire.

Et d'abord, une remarque qui a été faite par plusieurs praticiens, c'est que toutes les dents ne présentent pas les mêmes chances de conservation. Un dentiste exercé reconnaîtra de prime abord, à la seule couleur de celles-ci, leur qualité sous ce rapport. Celles qui sont d'un blanc de lait ou de porcelaine, et comme transparentes, dit M. Bégin, sont rarement douées d'une grande solidité; leur substance est molle, prompte à se détruire, et transmet facilement à la pulpe dentaire l'impression des qualités froides, chaudes ou acides des corps soumis à la mastication. Les plus solides sont celles dont la blancheur est légèrement jaunâtre, et qui, par leur compacité, annoncent qu'elles ont pour base un ivoire dense, serré et pesant.

Placées dans une cavité ouverte à toutes les impressions extérieures, exposées, par la nature des fonctions qu'elles sont appelées à remplir, à être en rapport avec les agents les plus divers, les subtances les plus opposées, les dents sont dès lors exposées à des maladies plus nombreuses, à des altérations plus fréquentes, puisque plus de causes malfaisantes agissent à chaque instant sur elles pour les frapper et les détruire; elles nécessitent donc des précautions plus constantes, des soins plus assidus.

Examinons rapidement les causes qui ont l'influence la plus pernicieuse sur ces ostéides.

En premier lieu, nous trouvons les aliments. Si nous examinons ceux-ci sous le point de vue de leur action nuisible sur les

dents, nous trouvons que ceux qui appartiennent au règne ani-
mal offrent plus de danger que ceux qui dépendent du règne
végétal. En effet, le détritus des fibres musculaires s'altère plus
facilement, se décompose plus vite, et peut, par conséquent, agir
avec plus d'énergie sur l'ivoire des dents. On trouve une autre
explication positive de ce fait d'observation, dit Taveau, dans la
difficulté qu'on éprouve à extraire d'entre les dents le résidu
fibreux des viandes rôties, ou à enlever l'enduit glutineux de
celles qui sont préparées à l'ébullition. Qui ne sait aussi que le
scorbut, cette affreuse maladie qui porte ses ravages sur les
parties de la bouche, est le plus souvent déterminée, en mer,
par l'usage prolongé et continu des viandes salées ou fumées.

Une des substances alimentaires qui, d'après une observation
généralement reçue par tout le monde, nuit aux dents, c'est le
sucre; à l'état solide, il agit en rayant, en limant à la façon des
sels qui ont une grande densité; pris en sirop ou à l'état de con-
fiture, il s'agglutine sur les dents et, en les privant du contact
de l'air, il détermine souvent une phlegmasie latente qui peut
avoir les plus funestes résultats.

Mais l'action des substances qui contiennent des acides
est encore bien plus énergique et plus destructible. Ainsi, le
vinaigre, les fruits verts, le citron, l'oseille, la crème de tartre, et surtout les acides minéraux, sont dangereux. Combien
pourtant trouve-t-on, dans la pratique, de jeunes personnes
qui, par une dépravation du goût difficile à comprendre

et à expliquer, font un abus de ces substances, et doivent à cette pernicieuse habitude, des caries dentaires rebelles à tous les moyens de traitement. On ne saurait donc trop recommander aux mères de famille et aux chefs d'institution de surveiller, avec la plus scrupuleuse attention, des penchants aussi dangereux, non-seulement pour les dents, mais encore pour tout l'organisme.

Il en est de même de l'abus que font certaines personnes des liqueurs alcooliques. On a prétendu aussi que, dans certaines localités, beaucoup d'habitants devaient l'état maladif de leurs dents aux eaux de puits dont ils étaient obligés de faire leur boisson habituelle. Cette observation est incontestablement vraie; certaines eaux de puits contiennent, à des doses plus ou moins élevées, des sels minéraux qui, par leur présence dans une boisson habituelle, peuvent parfaitement porter une action directe et nuisible sur l'appareil de la dentition. Mais, nous devons l'observer, c'est surtout d'une manière indirecte, et pour ainsi dire consécutive, que ces eaux agissent sur les dents, c'est-à-dire que les altérations qu'elles produisent ne sont, le plus souvent, que le résultat du trouble qu'elles occasionnent dans les fonctions digestives.

Mais les aliments n'agissent pas seulement sur les dents par leur action chimique, spéciale, ou par les principes qu'ils contiennent; ils ont encore une action très active par la température à laquelle ils sont pris: les deux extrêmes, froid intense, chaleur trop élevée, sont nuisibles, quoi qu'en dise Hippocrate dans sa cinquième section, Aphorisme 18 : «Le froid est l'ennemi « des os, des dents, des nerfs, du cerveau, de la moelle épi- « nière ; le chaud leur est favorable. »

Mais ce qui fatigue surtout et a une action délétère sur les dents, c'est le changement brusque de température auquel on les expose à chaque instant, par le passage subit d'un aliment très chaud, presque bouillant, à une boisson froide, quelque-quefois à la température au-dessous de zéro.

Ces effets pernicieux des changements de température ne sont pas produits seulement par les aliments, mais bien aussi par les changements de la température environnante. Sous l'influence des transitions brusques d'une température chaude à une froide, les dents sont susceptibles de s'altérer de deux manières diffé-rentes, tantôt directement, tantôt indirectement : directement, par la vive stimulation que le froid fait éprouver aux vaisseaux sanguins et aux nerfs que contient la pulpe du canal dentaire ; indirectement, par la suppression brusque de la transpiration de quelque partie du corps, qui, quelle que soit d'ailleurs l'expli-cation médicale qu'on donne du fait, se porte sur la membrane qui tapisse la bouche, et de là sur les dents, en donnant nais-sance à ces gonflements inflammatoires de toute l'épaisseur des parois de la bouche, assez ordinairement désignés sous le nom générique de fluxions (1).

---

(1) Taveau.

Après cet aperçu des causes les plus fréquentes et les plus énergiques qui portent leur action désorganisatrice sur l'appareil dentaire, terminons par quelques conseils généraux que, pour plus de concision, nous allons donner sous forme aphoristique.

Précautions hygiéniques à observer pour l'entretien des Dents.

I.

La première et la plus indispensable précaution à suivre, c'est de se laver la bouche, chaque matin, en se levant, et de se nettoyer les dents avec soin et attention.

II.

L'eau employée pour ce lavage quotidien, doit être à une température douce; on peut légèrement l'aromatiser avec une liqueur spiritueuse; froide, trop chaude et crue, elle est nuisible (1).

---

(1) Nous faisons employer à nos clients, pour aromatiser l'eau, une liqueur philodontique que nous avons composée, et dont nous nous servons avec le plus grand avantage depuis bientôt vingt ans.

III.

Si on emploie la brosse pour le nettoyage, cet instrument doit être souple, fait avec des poils fins et légers ; car, lorsque la brosse est trop dure, trop rude, elle fatigue les dents, et fait saigner les gencives, qu'elle irrite et blesse.

IV.

Les frictions avec la brosse doivent être faites avec légèreté, et dirigées de haut en bas pour la mâchoire supérieure, de bas en haut pour l'inférieure.

V.

Les frictions avec les brosses dures, le nettoyage mal exécuté, amènent à la longue l'irritation et l'engorgement des gencives, et le déchaussement des dents.

VI.

Après chaque repas il est indispensable, pour la propreté de la bouche, de se la rincer avec soin ; l'eau aromatisée avec l'essence de rose, de jasmin, d'accacia, de menthe, notre liqueur philodontique, conviennent à cet effet.

VII.

Les cure-dents peuvent être employés avec avantage pour aider à ce nettoyage ; mais il faut observer alors qu'ils soient d'un bois fibreux et souple : le lentisque, employé généralement dans toute l'Italie, le Piémont et l'Espagne, offre ces deux conditions réunies.

VIII.

Les cure-dents en métal ou en plumes, ne conviennent pas. Les premiers sont trop durs, les seconds trop pointus et trop tranchants ; ils peuvent blesser, labourer les gencives, attaquer l'émail avec trop de facilité.

IX.

On doit éviter, dans le but de nettoyer plus facilement les dents, de recourir à toute espèce de préparation qui contient des acides. Tous ces dentifrices préconisés à grand bruit par les parfumeurs et les marchands de pommade, qui procurent une blancheur trompeuse, fatiguent et irritent les dents, en altèrent l'émail, et amènent toujours des désordres plus ou moins graves ; il en est de même de la plupart des poudres, qui contiennent, le plus souvent, des substances corrosives.

X.

On doit éviter, avec le plus grand soin, de remplacer les cure-dents par des épingles, des aiguilles, ou la pointe aiguë d'un couteau ; il n'est pas besoin de dire pourquoi.

XI.

On doit, pendant les repas, observer avec attention de ne pas faire succéder à un aliment très chaud un aliment très froid. Le changement brusque de température est contraire à toutes les parties de notre organisme; les dents n'en sont point exemptes.

XII.

De temps à autre il faut examiner soi-même, à l'aide d'un petit miroir, l'intérieur de sa bouche, afin de s'assurer que les dents sont saines, propres, les gencives en bon état; qu'il n'y a sur l'émail aucun point noirâtre, aucune tache brune, symptôme, comme on le sait, d'une carie au début.

XIII.

Pour plus de sûreté et pour éviter tout accident ultérieur, il est prudent de faire examiner sa bouche, au moins une fois l'an, par un homme de l'art.

XIV.

Si on observe avec soin et exactitude ces quelques précautions bien simples, bien faciles, on peut être certain, dans la grande majorité des cas, d'arriver à la vieillesse avec une dentition saine et solide.

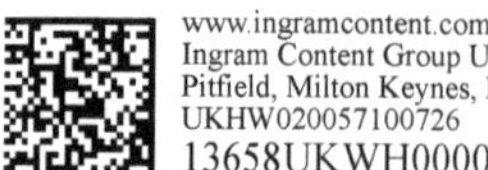